BEI GRIN MACHT SICH IHR WISSEN BEZAHLT

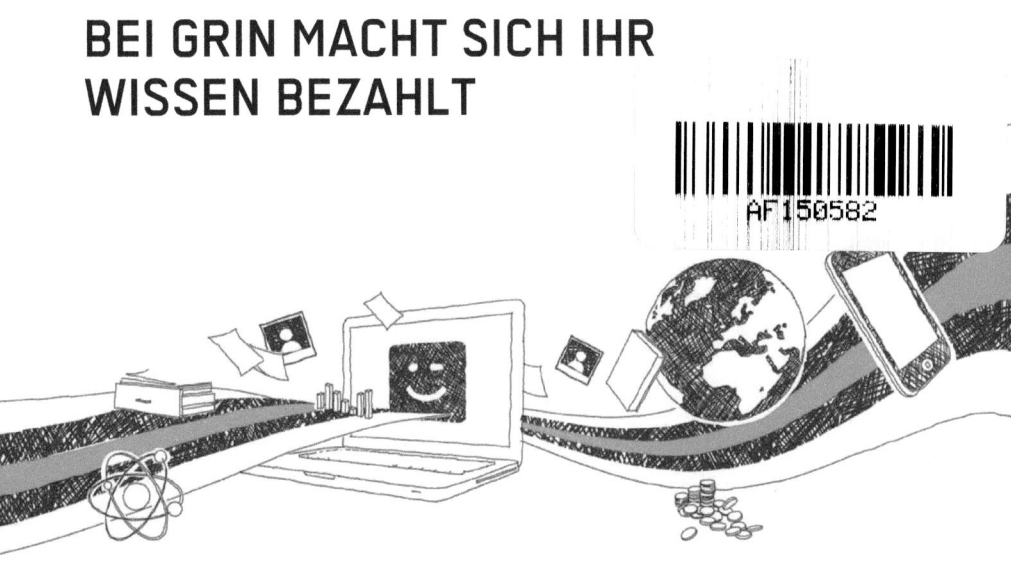

- Wir veröffentlichen Ihre Hausarbeit,
  Bachelor- und Masterarbeit

- Ihr eigenes eBook und Buch -
  weltweit in allen wichtigen Shops

- Verdienen Sie an jedem Verkauf

Jetzt bei www.GRIN.com hochladen
und kostenlos publizieren

GRIN

Bibliografische Information der Deutschen Nationalbibliothek:

Die Deutsche Bibliothek verzeichnet diese Publikation in der Deutschen National-bibliografie; detaillierte bibliografische Daten sind im Internet über http://dnb.d-nb.de/ abrufbar.

Impressum:

Copyright © 2014 GRIN Verlag, Open Publishing GmbH
Druck und Bindung: Books on Demand GmbH, Norderstedt Germany
ISBN: 978-3-668-13911-4

Dieses Buch bei GRIN:

http://www.grin.com/de/e-book/314603/hospizarbeit-im-gesellschaftlichen-kontext-ein-vergleich-der-nachbarlaender

Maciej Libert

Hospizarbeit im gesellschaftlichen Kontext. Ein Vergleich der Nachbarländer Deutschland und Polen

GRIN Verlag

GRIN - Your knowledge has value

Der GRIN Verlag publiziert seit 1998 wissenschaftliche Arbeiten von Studenten, Hochschullehrern und anderen Akademikern als eBook und gedrucktes Buch. Die Verlagswebsite www.grin.com ist die ideale Plattform zur Veröffentlichung von Hausarbeiten, Abschlussarbeiten, wissenschaftlichen Aufsätzen, Dissertationen und Fachbüchern.

Besuchen Sie uns im Internet:

http://www.grin.com/

http://www.facebook.com/grincom

http://www.twitter.com/grin_com

Fakultät 3

Internationaler Studiengang Pflege- und Gesundheitsmanagement (ISPG)

Hospizarbeit im gesellschaftlichen Kontext

- Vergleich der Nachbarländer Deutschland und Polen -

Hausarbeit

Modul: 4.5 Inländer
Semester: Sommersemester 2014

Eingereicht von: Maciej Libert

Eingereicht am: 28. September 2014

Inhaltsverzeichnis

> *We can't add days to life,*
> *but we can add life to days.*
>
> Cicley Saunders

Einführung

„Den Tagen mehr Leben geben..." – diesen Leitspruch formulierte die Begründerin der Hospizarbeit, Cicley Saunders, und läutete damit Ende der 1950er Jahre einen Richtungswechsel im Umgang mit sterbenden Menschen ein. In früheren Zeiten war es selbstverständlich zu Hause innerhalb der Familie zu sterben. Die Industrialisierung und der Glaube an die Medizin verlegte den Tod jedoch in Krankenhäuser. Parallel dazu ging mit den gesellschaftlichen Entwicklungen eine „Erosion der Familie" einher. Schließlich wirkt sich der demographische Wandel entscheidend auf das Sterben aus: Immer weniger junge Menschen müssen immer mehr Alte versorgen. Aufgrund der beruflich geforderten Mobilität und Ungebundenheit leben Familien heute räumlich weit voneinander entfernt. Das traditionelle Familienmodell, das die Versorgung der Alten garantierte, trägt nicht mehr.

In dieser Situation entstanden die ersten Hospize als Orte für „würdiges Sterben". Folgt man der aktuellen Statistik des Deutschen Hospiz und PalliativVerbandes (www.dhpv.de) existierten in Deutschland im Jahr 2011 195 stationäre Hospize, 231 Palliativstationen und rund 1.500 ambulante Hospiz- und Palliativdienste. Daneben gibt es eine ständig wachsende Zahl von Hospizvereinen und -initiativen, die die Wünsche und Bedürfnisse sterbender Menschen als Leitziel aller Begleitungs-, Betreuungs- und Behandlungsarbeit verstehen und so eine veränderte „Sterbekultur" etablieren möchten.

Der Blick in unser Nachbarland Polen zeigt, wie sich die Hospizarbeit unter völlig anderen gesellschaftlichen Rahmenbedingungen entwickelt hat. Wirtschaftlich und politisch bewegt das Land immer noch die sozialistische Vergangenheit. Darüber hinaus ist in Polen der Einfluss der katholischen Kirche nach wie vor groß, der Zusammenhalt der Familie hat einen hohen Stellenwert und ist gleichzeitig aufgrund der ökonomischen Lage versorgende Notwendigkeit.

Um Unterschiede aber auch Gemeinsamkeiten feststellen zu können, werden in Kapitel 1 die Grundgedanken der Hospizarbeit sowie die Ausgestaltung palliativer Angebote dargestellt. In Kapitel 2 folgt eine Beschreibung der historischen Entwicklung der Hospizarbeit, die auch die Entwicklungen in Deutschland und Polen nachvollzieht. Anschließend werden im dritten Kapitel anhand verschiedener Aspekte Vergleiche zwischen den Nachbarländern gezogen und Unterscheidendes sowie Verbindendes herausgearbeitet.

1. Hospizarbeit als „Kultur des Sterbens"

Der Hospizbegriff ist in Deutschland primär mit der im Duden definierten Bedeutung als „Einrichtung zur Pflege und Betreuung Sterbender" (www.duden.de) verankert. In der länderübergreifenden Auseinandersetzung mit hospizlicher Arbeit wird jedoch deutlich, dass ein Hospizangebot nicht durch äußere formale Strukturen, sondern vielmehr durch die dort praktizierten Handlungsprinzipien beschrieben werden kann. Weltweit etablierte sich hierfür der Begriff „Palliative Care".

1.1 Palliative Care

Palliative Care (lat. *palliare* „mit einem Mantel bedecken", engl. *care* „Versorgung, Betreuung, Aufmerksamkeit") wird als Oberbegriff für alle Bereiche der Versorgung Sterbenskranker und Sterbender verwendet.

Der Begriff wurde 1975 durch den kanadischen Arzt Balfour Mount in medizinischen Zusammenhängen geprägt: kurative Behandlungsansätze sind auf Heilung ausgerichtet, palliative Behandlungsansätze dagegen auf Schmerzfreiheit und Lebensqualität.

Maßgeblich zur Etablierung des Begriffes beigetragen hat die World Health Organization (WHO). 1992 gab sie im Zusammenhang mit der Behandlung von unheilbar an Krebs erkrankten eine *Definition von Palliative Care* heraus. Im Jahr 2002 veröffentlichte die WHO folgende Beschreibung für das Betreuungskonzept (vgl. WHO, WPCA, 2014, S. 5):

„Palliative Care ist ein Ansatz, der die Lebensqualität von Patienten und ihren Familien verbessert, die sich mit den Problemen konfrontiert sehen, wie sie mit lebensbedrohlichen Erkrankungen verbunden sind. Dies geschieht durch die Vorbeugung und Linderung von Leidenszuständen, indem Schmerzen und andere Probleme (seien sie körperlicher, psychosozialer oder spiritueller Art) frühzeitig entdeckt und exakt eingeordnet werden.

Palliative Care...

- *bietet Entlastung von Schmerzen und anderen belastenden Symptomen an;*
- *betont das Leben und betrachtet Sterben als einen normalen Prozess;*
- *hat die Absicht, den Eintritt des Todes weder zu beschleunigen noch ihn hinauszuzögern;*

- *integriert psychologische und spirituelle Aspekte der Fürsorge für den Patienten*
- *bietet ein Unterstützungssystem an, das es dem Patienten ermöglicht, sein Leben so aktiv wie möglich bis zum Tode zu leben;*
- *bietet ein Unterstützungssystem für Familien an, um die Belastungen während der Krankheit des Patienten und der eigenen Trauerbewältigung zu lindern;*
- *nutzt einen Teamansatz, um den Bedürfnissen des Patienten und seiner Familie zu begegnen, was die Trauerberatung – soweit erforderlich – einschließt;*
- *will die Lebensqualität verbessern und kann den Verlauf der Krankheit positiv beeinflussen;*
- *wird bereits früh im Verlauf der Erkrankung angewandt, in Verbindung mit anderen Therapieformen, die darauf abzielen, das Leben zu verlängern, wie z.B. Chemotherapie oder Bestrahlung und schließt solche Untersuchungen ein, die dazu dienen, belastende klinische Komplikationen besser zu verstehen und damit umzugehen."*

Eine Grundhaltung der Palliative Care ist die Akzeptanz der Endlichkeit des Lebens. Daher wird das künstliche Verzögern des Sterbens durch lebensverlängernde Behandlungen ebenso eine Beschleunigung des Sterbens z.B. durch die aktive Sterbehilfe abgelehnt.

In Ländern mit einer ausgebauten hospizlichen Versorgung (z.B. Großbritannien oder Niederlande) wird deutlich, dass sich Hospizarbeit zunehmend von der Reduzierung auf den Aspekt der Sterbebegleitung löst. Im Idealfall erreichen die palliativen Maßnahmen den sterbenskranken Menschen und seine Angehörigen nicht mehr erst in den letzten Tagen seines Lebens, sondern setzen möglichst mit Diagnosestellung ein. Der Anspruch der Gestaltung von „Lebensqualität" in der letzten Lebensphase löst die enger gefasste Zielsetzung eines „würdevollen Sterbens" ab (vgl. BAG Hospiz e.V., 2004 S. 29).

1.2 Organisationsformen hospizlicher Arbeit

Hospizarbeit tritt in unterschiedlichsten Ausprägungen zu Tage. Nach Johann-Christoph Student gibt es *fünf Kennzeichen eines Hospizangebotes* (Student/Napiwotzky, 2011, S. 9):

„1. Der sterbende Mensch und seine Angehörigen stehen im Zentrum des Dienstes

1. Der Gruppe von Betroffenen steht ein multidisziplinäres Team zur Verfügung
2. Die Mitarbeit von freiwilligen Begleiterinnen und Begleitern
3. Die guten Kenntnisse der Symptomkontrolle
4. Die Kontinuität der Fürsorge für die betroffene Gruppe, inkl. Nachbetreuung der Angehörigen nach dem Tod des Patienten"

Die moderne Palliative Care Versorgungslandschaft hält vielfältige Angebote bereit, mit denen den Wünschen und Bedürfnissen des sterbenden Menschen und seinen Angehörigen entsprochen werden kann (vgl. Centeno et al, 2007, S. 466ff):

Im öffentlichen Bewusstsein am eindeutigsten der Begleitung Sterbender zugeordnet sind die *stationären Hospize*. Häuser mit einer kleinen Anzahl von Plätzen, in die sich der unheilbar Kranke begibt, wenn eine Krankenhausbehandlung nicht notwendig oder gewünscht ist und eine Versorgung zu Hause nicht möglich ist. Eine ganzheitliche Pflege und Begleitung durch haupt- und ehrenamtliche Hospizmitarbeiter sowie eine Zusammenarbeit mit palliativmedizinisch erfahrenden Ärzten wird gewährleistet.

Ebenso bekannt sind inzwischen *Palliativstationen* in herkömmlichen Krankenhäusern. Weniger bekannt hingegen ist, dass diese neben dem medizinisch ausgerichteten Schwerpunkt der Schmerz- und Symptomlinderung auch nach einem ganzheitlichen multiprofessionellen Betreuungsansatz arbeiten. Die Zusammenarbeit mit Seelsorgern, Sozialarbeiten, Psychologen und anderen Berufsgruppen ist auch hier etabliert.

Zu den häufig geäußerten Wünschen am Lebensende gehört jedoch der Wunsch, zu Hause oder im vertrauten Umfeld zu sterben. Diesen Anspruch zu erfüllen verfolgen *ambulante Hospizdienste*. Wesentliches Merkmal ambulanter Hospizarbeit ist, dass die psychosoziale Begleitung in der häuslichen Umgebung von Ehrenamtlichen übernommen wird. Darüber hinaus ist ein Versorgungsnetzwerk erforderlich, mit dem z. B. auch den palliativmodizinischen, (palliativ-)pflegerischen und spirituellen Bedürfnissen des Sterbenden Rechnung getragen werden kann. Außerdem kommt bei ambulanten Angeboten die Entlastung der oft (pflegenden) Angehörigen besondere Bedeutung zu.

Für Patienten mit besonders aufwändigem Betreuungsbedarf und dem Wunsch zu Hause zu sterben entstanden in Deutschland seit 2007 die Angebote der sogenannten Spezialisierten Ambulanten Palliativversorgung (SAPV).

Die Zielsetzung des Verbleibs in der gewohnten häuslichen Umgebung verfolgen auch Tageshospize als *teilstationäres Angebot*. Oft ist die Tagesbetreuung an ein stationäres Hospiz angegliedert, so dass der Betroffene tagsüber auf die professionelle Unterstützung zurückgreifen kann, ohne sein Zuhause auf Dauer verlassen zu müssen.

Noch wenig ausdifferenziert aber zukünftig immer stärker erforderlich wird die *Palliative Care Versorgung in Einrichtungen der Altenhilfe*. Hier kooperieren die Mitarbeiter der Alten- und Pflegeheime mit ambulanten Hospizdiensten oder ambulanten Palliative Care Beratungsdiensten, um für ihre Bewohner die Lebensqualität am Lebensende zu erhöhen und ein würdevolles Sterben zu ermöglichen.

Palliative Care Angebote sind heute integraler Bestandteil des Gesundheitswesens und damit zumindest größtenteils öffentlich finanziert.

Der Erfolg des Konzeptes aber auch seine Notwendigkeit ist angesichts des demographischen Wandels und dem Wegfall familiärer Versorgungsstrukturen verständlich. „Insofern ist die Durchsetzung von Palliative Care sicher auch ein Beleg für die Fähigkeit europäischer Gesellschaften, auf soziale und kulturelle Herausforderungen zu reagieren" (BAG Hospiz e.V., 2004, S. 27).

2. Geschichte der Hospizarbeit

2.1 Ursprünge der Hospizarbeit im Mittelalter

Der Begriff des Hospizes wurde bereits in frühchristlicher Zeit geprägt. Das lateinische Wort *„hospitium"* bedeutet wörtlich übersetzt „Gastfreundschaft", „Herberge", „Quartier".

Im 4. Jahrhundert n. Chr. machten es sich Kirchen oder Ordensgemeinschaften zur Aufgabe, in ganz Europa Herbergen für Pilger zu betreiben. Diese befanden sich oft in entlegenen Gebieten insbesondere an Alpenpässen und Flussüberquerungen entlang der Pilgerwege zum Heiligen Land. Pilgern war im Mittelalter fester Bestandteil des Glaubens. In der christlichen Tradition verhieß der Tod nach einem beschwerlichen Leben Erlösung von Leid und Mühsal. Um nach dem Tod das ewige Leben im Paradies zu erreichen, begaben sich die Gläubigen auf gefahrenreiche Pilgerreisen. Der Anlass war häufig eine auferlegte Buße, das Bemühen, einen Sündenablass zu erhalten, die Erfüllung eines Gelübdes, die Hoffnung auf Gebetserhörung in einem bestimmten Anliegen oder die Hoffnung auf Heilung von einer Krankheit.

Geleitet von den christlichen Prinzipien der Nächstenliebe und Barmherzigkeit übernahmen die Kirchen und Ordensgemeinschaften die Aufgabe, jeden, der um Aufnahme bat zu beherbergen und zu versorgen. So boten die Herbergen entlang der Pilgerwege nicht nur Reisenden Schutz und Unterkunft, sondern immer auch fanden bedürftige, alte, kranke und sterbende Menschen dort Aufnahme. Begriff des *Hospiz*es erhielt sich dann auch in den kirchlichen *Hospi*tälern. Hospitäler waren Häuser in denen Kranke gepflegt wurden, die nicht zu Hause versorgt werden konnten, die Vorläufer der Krankenhäuser.

Die Pilgerherbergen im Mittelalter bilden damit die Anfänge der institutionalisierten Begleitung und Versorgung von unheilbar Kranken und strebenden Menschen.

2.2 Hospizarbeit im 20. Jahrhundert

Gestorben wurde in früheren Zeiten fast immer zu Hause. Mit der Industrialisierung ändere sich dies. Der Zerfall der Großfamilie als soziale Einheit und die Erkenntnisse aus Naturwissenschaft und Medizin verlagerte nicht nur die Bekämpfung von Krankheiten sondern damit verbunden oft auch das Lebensende in dafür vorgesehene Institutionen, in Krankenhäuser. „Das Gesundheitswesen erklärte den Tod zum Hauptfeind. Das bedeutete auch, dass das Sterben weder zur Kenntnis genommen, noch als Aufgabe erfasst wurde" (BAG Hospiz e.V. 2004, S. 11).

Erst im ausgehenden 19. Jahrhundert entstanden Vorläufer einer Gegenbewegung, die den ursprünglichen Gedanken der „Beherbergung" in Verbindung mit Sterben und Tod wieder aufgriff: Im Jahr 1842 rief Madame Jeanne Garnier in Lyon, Frankreich, die „Association des Dames du Cavaire" ins Leben, eine Stiftung, die sich die Pflege und Begleitung Sterbender zur Aufgabe machte. Inspiriert von diesem Beispiel, gründete Madame Aurélie Jousset im Jahr 1874 ein Hospiz in Paris. 1879 öffneten die irischen Schwestern der Nächstenliebe das „Our Lady´s Hospice for the Care of the Dying" in Dublin. In London entstand von der gleichen Ordensgemeinschaft 1905 das „St. Joseph´s Hospice".

In diesem Haus arbeitete in den 1950er Jahren die Krankenschwester, Sozialarbeiterin und Ärztin Cicely Saunders, die schließlich als Begründerin der modernen Hospizbewegung gilt. Den Anstoß für ihre Auseinandersetzung mit der Hospizarbeit war die Begegnung mit David Tasma, einem polnischen Flüchtling aus dem Warschauer Ghetto. Er starb 1948 in London im „St. Luke´s Hospital", in dem Saunders zu dem Zeitpunkt arbeitete. In ihren Gesprächen vor seinem Tod entwickelten sie die Vorstellung von einem Haus, das sterbenden Menschen besser gerecht werden kann als ein Krankenhaus und in dem sie in Würde sterben können. Neben einer von Zuwendung für den Einzelnen geprägten Atmosphäre wünschten sie sich vor allem ein Konzept zur Schmerzkontrolle. Cicely Saunders studierte schließlich Medizin, arbeitete im „St. Joseph´s Hospice" und forschte auf dem Gebiet der Schmerztherapie. Im Jahre 1967 – fast 20 Jahre nach dem Tod von David Tasma - gründete Saunders mit den vom ihm geerbten £ 500 das „St. Christopher´s Hospice" in Sydenham bei London. Von dort aus breitete sich die Hospizidee über Kanada und die USA aus.

2.3 Entwicklung der Hospizarbeit in Deutschland

Deutschland erreichte die Hospizbewegung erst relativ spät. Sterben fand bis in die 1970er Jahre selbstverständlich in Krankenhäusern statt. Auftrieb erhielt die deutsche Hospizbewegung 1971 durch den Film „Noch 16 Tage - Eine Sterbeklinik in London". Der Begriff „Sterbeklinik" löste eine kontroverse Diskussion aus: Die Angst vor einer Abschiebung und Ghettoisierung der Sterbenden verfestigte eine generelle Ablehnungshaltung gegenüber dem Hospizkonzept.

Erst in den 1980er Jahren kann die Hospizidee auch in Deutschland Fuß fassen: 1983 wurde an der Universitätsklinik Köln die erste Palliativstation errichtet, die 1985 durch einen ambulanten Hausbetreuungsdienst ergänzt wurde. 1986 wurde in Aachen das erste stationäre Hospiz („Haus Hörn") eröffnet, 1987 folgte die Eröffnung des Hospiz´ „Zum Heiligen Franziskus" in Recklinghausen. Die ersten Gründungen waren allein durch die Aktivitäten regionaler oder überregionaler Hospizinitiativen, Vereinen und kirchlichen Einrichtungen möglich. Die Hospize waren fast ausschließlich durch Spendengelder finanziert und durch ehrenamtliche Mitarbeit unterstützt.

Das Thema Tod und Sterben gelangte immer mehr in die Öffentlichkeit. Mit dem Erscheinen des Buches „Interviews mit Sterbenden" trug Elisabeth Kübler-Ross ab 1987 dazu bei, dass Sterben, Tod und Trauer wieder öffentliche Aufmerksamkeit erlangten. Die internationale Hospizarbeit wurde nachhaltig durch die Arbeit von Elisabeth Kübler-Ross und ihre Studien über die Situation Sterbender beeinflusst (vgl. Müller, 2005, S. 23). Letztlich haben auch die beiden großen Kirchen dazu beigetragen, dass die Hospizbewegung in Deutschland viele Widerstände überwand.

Auf das „Jahrzehnt der Pioniere" folgte in den 1990er Jahren das „Jahrzehnt der Etablierung" (Seitz/Seitz zitiert nach BAG Hospiz e.V. 2004, S. 74f) mit der Gründung von drei wesentlichen Gesellschaften zur Interessenvertretung: 1992 gründete der Krankenhausseelsorger Heinrich Pera in Halle die

Bundesarbeitsgemeinschaft BAG Hospiz e.v. (seit 2007: *DHPV - Deutscher Hospiz- und PalliativVerband*) als Dachverband der stationären und ambulanten Hospizarbeit, 1994 wurde die *DGP-Deutsche Gesellschaft für Palliativmedizin* als Organ der Ärzte und medizinisch Tätigen gegründet und schließlich 1995 organisierte sich die Deutsche Hospiz Stiftung (heute: *Deutsche Stiftung Patientenschutz*) als Patientenschutzorganisation.

Heute ist Hospizarbeit im Sinne von Palliativ Care fester Bestandteil des deutschen Gesundheitswesens mit unterschiedlich stark institutionalisierten Organisationsformen: Das Angebot reicht von stationären Hospizen über Palliativstationen in Krankenhäusern, hospizliche Begleitung in Alten- und Pflegeheimen, Tageshospize bis hin zu ambulanten Hospiz- und Palliativdienste inkl. einem Angebot der sogenannten Spezialisierten Ambulanten Palliativversorgung (SAPV), für das im Jahr 2007 die gesetzliche Grundlage geschaffen wurde.

2.4   Entwicklung der Hospizarbeit in Polen

Im Gegensatz zu Deutschland, vor allem aber im Gegensatz zu anderen sozialistischen und kommunistischen Ländern beschäftigte man sich in Polen schon früh mit den Ideen der Hospizbewegung. Mit der Eröffnung der Abteilung für Sterbenskranke im Krakauer Jeromsky Krankenhaus 1967 auf Initiative von Halina Bortnowska, einer katholischen Journalistin, war Polen das erste osteuropäische Land, in dem die institutionelle Betreuung Sterbender umgesetzt wurde.

Beeinflusst wurde die polnische Bewegung durch die Pioniere aus England. Im Jahr 1978 besuchte Cicely Saunders Kraków und berichtete über die Hospizarbeit in England. Saunders Verbindungen zu Polen waren allerdings auch privater Natur: ihr späterer Ehemann war der Krakauer Maler Marian Bohusz-Szyszko.

Im Jahr 1980 bildete sich aus der Solidarność-Bewegung die „Towarzystwo Przyjaciól Chorych Hospicjum" („Gesellschaft der Freunde des Kranken-Hospizes"), die die Ideen aufgriff und anfing Hospizdienste aufzubauen. Der sozialistische Staat beobachtet solche immer auch im christlichen Glauben verwurzelten Initiativen kritisch, erschwerte sie und beförderte sie damit gleichzeitig ungewollt (vgl. Łuczak, 1993, S. 68). Noch heute von Symbolwert für diese Gestaltungsmacht ist der Standort des ersten eigenständigen Hospizdienstes: Das „Hospicjum im. św. Łazarza" („Lazarus-Hospiz") entstand ab 1982 gegen den erbitterten Wiederstand der Regierung in Nowa Huta neben der

„Kościół Matki Bożej Królowej Polski" („Kirche der Mutter Gottes, der Königin von Polen"). Bekannt wurde der Vorort von Kraków durch den Streit um den Bau eben dieser Kirche. Das kommunistische Regime wollte eine religionsfreie Stadt, doch der damalige Erzbischof von Kraków, Kardinal Karol Wojtyła, der spätere Papst Johannes Paul II erreichte in beharrlichem, passivem Widerstand 1977 die Fertigstellung des Gotteshauses.

Noch vor der Wende wurden auch in anderen Regionen Polens Hospize eröffnet: 1984 nahm „Hospicjum Pallopttinum" in Gdańsk seine Arbeit auf, 1987 wurde in Poznań ein Hospizdienst („Hospicjum Palium") gegründet.

Fast alle Dienste aus der Pionierzeit arbeiteten ehrenamtlich, organisiert von Ärzten, Krankenschwestern und Freiwilligen. „Palliativ Care war so gesehen in Polen zunächst eine religiös und humanitär getragene Bürgerbewegung" (BAG Hospiz e.V. 2004, S. 256).

Parallel dazu begann ab Ende der 1980er Jahre das polnische Ministerium für Gesundheit mit dem Aufbau von medizinisch ausgerichteten Einrichtungen die hospizliche Arbeit zu unterstützen. Es entstanden staatliche Palliative Care Units, Schmerzkliniken, palliativmedizinische Krankenhaus-Abteilungen und später auch Ambulanzen und Hausdienste zur Schmerzbehandlung am Lebensende.

Im Jahr 1991 definierte das Ministerium für Gesundheit Palliative Care als Teil der nationalen Gesundheitspolitik. 1993 wurde das National Council for Palliative Care/Hospice Care gegründet mit Jacek Łuczak als erstem Direktor. Durch seine Arbeit entwickelte sich Poznań schließlich Anfang der 2000er Jahre zum Zentrum für Palliative Care und zur Ausbildungsstätte mit nationaler Bedeutung.

In Polen existiert heute ein ausdifferenzierte palliative Versorgung, wobei die nicht-staatlichen Dienste im Gegensatz zu den staatlichen Einrichtungen nach wie vor neben der medizinischen vor allem auch die psychische und die spirituelle Begleitung garantieren.

3. Vergleichende Aspekte: Deutschland – Polen

3.1 Demographische Lage

Beide Länder, Deutschland und Polen, sind von einer vergleichbaren demographischen Entwicklung erfasst, die das Gesundheitssystem und damit auch die palliative Versorgung zukünftig vor große Herausforderungen stellen wird (vgl. BAG Hospiz, 2004, S. 72 und S. 254):

- *Die Bevölkerung schrumpft*: In beiden Staaten geht die Geburtenrate kontinuierlich zurück, wobei laut Eurostat (2011) deutsche Frauen mit im

Durchschnitt 1,36 Geburten noch weniger Kinder bekommen als polnische Frauen (1,4). Die Gesamtbevölkerung wird nach Schätzungen der EU in Polen von zur Zeit ca. 38 Mio. bis ins Jahr 2050 um 5,6 Mio. und in Deutschland von Zur Zeit 82 Mio. um 3,1 Mio. Einwohner zurückgehen.

- *Die Bevölkerung altert*: Bei sinkenden Geburtenzahlen werden für Deutschland bis 2050 etwa doppelt so viele 60-Jährige wie Neugeborene erwartet. Die Zahl der über 80-Jährigen wird sich bis zum Jahr 2050 nahezu verdreifachen und dann ca. 11,7 % der Gesamtbevölkerung ausmachen. Ein ähnliches Bild zeichnet sich in Polen ab, auch hier wird für 2050 der Anteil der über 80-Jährigen auf 7,6 % der Gesamtbevölkerung geschätzt.

- *Die Lebenserwartung nimmt zu*: In Polen wird für das Jahr 2050 die Lebenserwartung bei der Geburt bei Männern auf 76,9 Jahre, bei Frauen auf 83,3 Jahre prognostiziert. In Deutschland wird eine durchschnittliche Lebenserwartung von 83,5 Jahren erwartet.

Polen wie Deutschland erleben derzeit fundamentale demographische Veränderungen. In beiden Ländern verändert sich das zahlenmäßige Verhältnis zwischen der jungen, ökonomisch aktiven Bevölkerung in Bezug zu jener im Rentenalter mit deutlichen, gesamtgesellschaftlichen Folgen. Diese Situation wirkt sich nachdrücklich auch auf die Entwicklung der Hospizarbeit aus.

3.2 Gesetzliche Rahmenbedingungen und Finanzierung

Der Gesetzgeber in *Deutschland* erkannte Ende der 1990er Jahre die Bedeutung der Hospizarbeit und nahm die Finanzierung stationärer Hospize in das Sozialgesetzbuch Fünftes Buch (SGB V) – Gesetzliche Krankenversicherung - auf.

Seit 1998 ist ein Zuschuss der Krankenkassen zu den Kosten für stationäre oder teilstationäre Versorgung in Hospizen gesetzlich geregelt (§ 39a Absatz 1, SGB V), seit 2002 die Förderung ambulanter Hospizarbeit durch die Krankenkassen (§ 39a Absatz 2, SGB V), seit 2007 die Spezialisierte Ambulante Palliativversorgung - SAPV (§ 37b, SGB V).

Nach der Neuordnung der Finanzierung der ambulanten und stationären Hospizarbeit im Jahr 2009 sind Versicherte von der Übernahme eines Eigenanteils sowohl für die stationär als auch für ambulant erbrachte Leistungen befreit. Unter Anrechnung von Leistungen aus dem Sozialgesetzbuch Elftes Buch (SGB XI) – Soziale Pflegeversicherung - sind in der Regel 90 % der Kosten durch die Krankenversicherung gedeckt. Die dadurch nicht gedeckten Kosten hat der Träger des Hospizangebotes z.B. aus Spendengeldern zu erbringen.

Die Ausgestaltung der Angebote ist in Deutschland Ländersache. D.h. Inhalt, Umfang und Qualität der Leistungen stationärer und ambulanter hospizlicher Angebote sind verbindlich in entsprechenden Rahmenvereinbarungen zwischen dem der Gesetzlichen Krankenkassen und den Trägern der Angebote vereinbart (vgl. www.dhpv.de).

Auf dieser Grundlage handelt jeder Träger individuelle Pflegesätze für die angebotenen Leistungen aus.

Im Nachbarland *Polen* fand die Versorgung Sterbender bereits Anfang der 1990er Jahre Eingang in die Sozialgesetzgebung. Im Gesetz zur Gesundheitsversorgung (Ustawa z dnia 30 sierpnia 1991 r. o zakładach opieki zdrowotnej) sind seit 1991 in § 19.5 auch die Rechte und die Würde sterbender Patienten aufgenommen. Seit 1993 erhalten hospizliche Einrichtungen öffentliche Mittel aus dem Gesundheitssystem.

In Artikel 68 der Verfassung der Republik Polen (Konstytucja Rzeczypospolitej Polskiej), die neun Jahre nach dem Ende des Sozialismus 1997 endlich in Kraft trat, ist festgelegt, dass jeder Bürger unabhängig vom individuellen materiellen Status das Recht auf Gesundheitsschutz hat. Die Behörden der insgesamt 16 Wojewodschaften (Bundesländer) Polens haben jedem Bürger gleichen Zugang zu den Leistungen der aus öffentlichen Mitteln finanzierten Gesundheitsversorgung zu gewähren. Wichtigste Finanzierungsquelle des Gesundheitssystems in Polen ist der sogenannte Nationale Gesundheitsfonds (Narodowy Fundusz Zdrowia - NFZ), der im April 2003 anstelle der früheren 16 Krankenkassen eingeführt wurde. Innerhalb dieses Monokassensystems wird jeder Bürger mit einem Pflichtbeitrag belastet, der aktuell 9% des persönlichen Einkommens beträgt und von der Sozialversicherungsanstalt (ZUS - Zakład Ubezpieczeń Społecznych) an den Fonds abgeführt wird.

Die Bedingungen für die Gewährung der Leistungen sowie zum Umfang der zustehenden medizinischen Versorgung wurde 2004 im Gesetz über die Leistungen der gesundheitlichen Fürsorge (Ustawa z dnia 27 sierpnia 2004 r. o świadczeniach opieki zdrowotnej finansowanych ze środków publicznych) geregelt. Die Leistungsempfänger sind zu kostenlosen Sachleistungen berechtigt, sofern sie sich bei den Leistungserbringern behandeln lassen, die einen entsprechenden Vertrag mit dem NFZ abgeschlossen haben. Die Grundsätze für hospizliche Angebote, die aus öffentlichen Mitteln finanziert werden können, regelt das Dekret über den Betrieb von palliativmedizinischen Einrichtungen und Hospizen aus dem Jahr 2011 (zarządzenie Nr. 79/2011/DSOZ Prezesa Narodowego Funduszu Zdrowia z dnia 2 listopada 2011 r. w sprawie określenia warunków zawierania i realizacji umów w rodzaju opieka paliatywna i hospicyjna).

Der NFZ garantiert jedoch keineswegs eine „Rundumversorgung", wie sie die polnische Verfassung vorsieht. Nach Schätzungen der WHO aus dem Jahr 2004 – dem Jahr des Beitritts Polens zur EU – wurden nur etwa 40 % der Gesundheitsausgaben aus der Einheitskrankenkasse finanziert, so dass für den Patienten regelmäßig Eigenanteile zu jeglichen Gesundheitsleistungen anfallen (vgl. Merten, 2004). Hiervon ist auch die Hospizversorgung betroffen.

3.3 Versorgungssituation

Ein Vergleich der aktuellen Versorgungssituation in den Nachbarländern erweist sich aufgrund des Mangels an aktuellen Daten sowie der uneinheitlichen Zuordnung von Einrichtungen zu bestimmten Kategorien als schwierig. Dies bezieht sich insbesondere auf die Abgrenzung von hospizlichen und palliativ-medizinischen Einrichtungen und Diensten.

Bei der Ermittlung des Bedarfs an Hospizdiensten orientiert sich der von der BAG Hospiz herausgegebenen Vergleichsstudie europäischer Länder aus dem Jahr 2004 (vgl. BAG Hospiz, 2004, S. 32 u. S. 259) auf die von der WHO vorgeschlagene Bezugsgröße von fünfzig stationären Hospiz- oder palliativmedizinischen Betten pro Einwohnermillion. Mit 32,75 Betten pro 1 Mio. Einwohnern liegt Polen hier vor Deutschland mit 21,73 Betten pro 1 Mio. Einwohnern.

In *Polen* existiert heute ein ausdifferenzierte hospizliche Versorgung: 2004 gab das Gesundheitsministerium schon 803 Betten in Palliativstationen und Hospizen an. Für die häusliche Versorgung standen 281 Dienste zur Verfügung.

Der Entwicklungsstand der Hospizarbeit in Polen gilt nach wie vor als Vorbild für Osteuropa. Dennoch ist auch hier eine flächendeckende Versorgung noch nicht erreicht. Insbesondere in ländlichen Gebieten fehlt es an entsprechenden Angeboten, wo hingegen in Großstädten wie Poznań und Warszawa eine gute Angebotslage herrscht. Auffallend dabei ist, dass die Versorgungslage insbesondere rund um die katholisch geprägte Industrieregion Katowice (Ślask) besonders dicht ist (vgl. BAG Hospiz, 2004, S. 258ff).

Auch in *Deutschland* sind Palliativ Care Einrichtungen fester Bestandteil des Gesundheitswesens, mit stationären wie ambulanten Angeboten unterschiedlichster Ausprägung. Folgt man der Studie der BAG Hospiz gab es 2004 im stationären Bereich 208 Einrichtungen (Hospize und Palliativstationen) mit 1.788 Betten und 1.310 ambulante Hospizeinrichtungen (vgl. BAG Hospiz, 2004, S. 76 ff).

Folgt man der aktuellen Statistik des Deutschen Hospiz und PalliativVerbandes (www.dhpv.de) existierten in Deutschland im Jahr 2011 195 stationäre Hospize, 231 Palliativstationen und rund 1.500 ambulante Hospiz- und Palliativdienste. Trotz Ausbau der Versorgungsstruktur ist Deutschland von einer bundesweit flächen- und bedarfsdeckenden Versorgungsstruktur jedoch noch weit entfernt. Eine besonders gute Versorgungslage existiert in Nordrhein-Westfalen, das mit dem Ruhrgebiet besonders Bevölkerungsstark ist, sowie in Baden-Württemberg (vgl. www.wegweiser-hospiz-pallitaitvmedizin.de).

3.4 Rolle des Ehrenamtes

Die hospizliche Arbeit zielt auf eine umfassende Betreuung der sterbenden Person und deren sozialem Umfeld. Kennzeichnend dabei ist weltweit die Zusammenarbeit von professionell und ehrenamtlich Tätigen. Insbesondere die ambulante Hospizarbeit ist vom Engagement Freiwilliger geprägt. Bridget Candy et al haben in ihrer Vergleichsstudie von 2014 zusammenfassend dargestellt, dass Familien, in denen Freiwillige in der Begleitung eines sterbenden Angehörigen tätig waren, zufriedener mit dessen Versorgung sind und dass Patienten, die die Begleitung durch Ehrenamtliche in Anspruch nahmen signifikant länger lebten (vgl. Candy et al, 2014, S. 5)

In Deutschland wie auch in Polen ist die Wurzel der Hospizbewegung das bürgerschaftliche Engagement. Bis heute sind Freiwillige eine tragende Säule der Hospizarbeit, dies jedoch stärker in Deutschland als im östlichen Nachbarland Polen.

In *Deutschland* arbeiten aktuell circa 80.000 Ehrenamtliche in Hospizdiensten. Wie auch in anderen sozialen Einrichtungen sind die überwiegende Zahl der Freiwilligen in der hospizlichen Arbeit Frauen. Nachdem die Kinder aus dem Haus sind oder sie selbst aus dem Berufsleben ausgeschieden sind, suchen sie nach einer sinnstiftenden Aufgabe.

Sie sind traditionell fast ausschließlich in der sozialen Begleitung des Sterbenden und seiner Angehörigen eingesetzt. Pflegerische Verrichtungen gehören nicht zu ihren Aufgaben.

Die Bedeutung des ehrenamtlichen Engagement fasst die BAG Hospiz in ihrer Broschüre „Qualitätsanforderung zur Vorbereitung Ehrenamtlicher in der Hospizarbeit" wie folgt zusammen: „Ehrenamtliche sind neben den Angehörigen und Freunden diejenigen, die ohne eine beruflich gebundene Rolle dem sterbenden Menschen begegnen. Sie bringen Alltägliches in die durch Krankheit bestimmte Welt" (BAG Hospiz, 2005, S. 3).

Dieses Verständnis von Ehrenamtlichkeit scheint jedoch in Gefahr, denn das Erscheinen dieser Broschüre ist die Antwort auf die veränderten gesetzlichen Rahmenbedingungen hinsichtlich der Mitarbeit von Freiwilligen. So ist eine Voraussetzung für die Förderfähigkeit von Hospizdiensten nach § 39 a SGB V, dass Ehrenamtliche bereit sind, sich qualifizieren zu lassen, ihre Einsätze zu dokumentieren und Fortbildungs- und Supervisionsangebote wahrnehmen. Dementsprechend deklariert die BAG Hospiz einen Mindestumfang von 100 Unterrichtseinheiten in einem Zeitraum von 6 bis 12 Monaten für die Vorbereitung. Schwerpunkt der Vorbereitungskurse ist neben der Vermittlung von Grundwissen zu Kontakt und Kommunikation mit dem Sterbenden und seinem Umfeld die Entwicklung einer hospizlichen Haltung, die das Sterben als Teil des Lebens begreift.

Auch im Nachbarland *Polen* wird die Hospizarbeit durch ehrenamtlich Tätige unterstützt. Allerdings ist die Gesamtzahl im Verhältnis zu Deutschland geringer. Anders als in anderen osteuropäischen Ländern hat in Polen das freiwillige Engagement Tradition. Galt über Jahre die Freiwilligenarbeit als „eine der oppositionellen Lebensäußerungen unter plansozialistischer Herrschaft" (BAG Hospiz, 2004, S. 38), verändert sich das Bild allmählich. Dass polnische Einrichtungen mittlerweile Schwierigkeiten haben, Ehrenamtliche für die Mitarbeit zu gewinnen, zeigen zahlreiche Anwerbeaktionen in Schulen und über das Internet.

Wie im westlichen Nachbarland sind es auch in Polen Frauen ohne familiäre Verpflichtungen, die sich ehrenamtlich engagieren. Ein Gesetz zur Arbeit von Freiwilligen in öffentlichen Einrichtungen (Ustawa z dnia 24 kwietnia 2003 r. o działalności pożytku publicznego i o wolontariacie) regelt die Rahmenbedingungen, wie die Notwendigkeit eines Nachweises über eine Hepatitis-B-Impfung bei Einsätzen im pflegerischen Bereich und die Verpflichtung der Einrichtung den Freiwilligen zu versichern.

Auch in Polen bieten Hospize Vorbereitungskurse an, um die Freiwilligen auf ihre Aufgaben vorzubereiten. Anders als in Deutschland sind allerdings schließlich nur ein Teil der Freiwilligen in der direkten Begleitung der Sterbenden tätig. Ohnmachts- und Mitleidsgefühle führen offensichtlich häufig dazu, dass die Ehrenamtlichen die Einrichtungen bei organisatorischen Arbeiten unterstützen (vgl. BAG Hospiz, 2004, S. 263f).

Dies führt zwangsläufig dazu, dass professionell Tätige die Hospizarbeit in Polen prägen. Inzwischen ist Palliative Care in Polen fester Bestandteil der medizinischen sowie auch der pflegerischen Ausbildung.

4. Resümee

Die „Überalterung der Gesellschaft", ein Phänomen, das sich aus einer hohen Lebenserwartung, einer erst spät einsetzenden, hohen Sterberate, einem hohem Standard medizinischer Versorgung und einer sinkender Geburtenrate resultiert, ist in Deutschland und im Nachbarland Polen gleichermaßen zu beobachten. Die Auswirkungen auf die Hospizarbeit jedoch unterscheiden sich: Fällt in Deutschland die Familie als Versorgungsinstanz für Eltern und Großeltern immer häufiger aus, ist die Situation in Polen noch eine etwas andere. Durch die Kirche vermittelte Moral- und Wertvorstellungen z.B. zum Zusammenhalt in der Familie und zur Sorge um die alte Generation haben nach wie vor eine hohe Verbindlichkeit. Immerhin 87 % der Polen gehören der römisch-katholischen Kirche an.

Ursache für Unterschiede sind darüber hinaus die sozioökonomischen Rahmenbedingungen, in denen Hospizarbeit stattfindet. In Polen entwickelten sich die hospizlich-palliativen Angebote innerhalb eines sozialistischen Systems, dessen Nachwirkungen bis heute die Lebensbedingungen der Menschen bestimmen. Trotz der positiven wirtschaftlichen Entwicklung der letzten Jahre und der Orientierung an westlichen Standards sind im Vergleich zu Deutschland die Beschäftigungs- und Einkommenssituation sowie die Zugänglichkeit zur medizinischen Versorgung in Polen deutlich schlechter. Während deutsch Patienten keine Zuzahlungen mehr für die palliative Versorgung leisten müssen, trägt der Nationale Gesundheitsfonds NFZ in Polen nur einen Teil der Kosten, so dass die hospizliche Begleitung am Lebensende nicht für jeden zugänglich ist.

In Zeiten wirtschaftlicher Rezession steht auch das deutsche Gesundheitssystem vor der Aufgabe Kosten zu begrenzen. Läuft die Gesellschaft hier also Gefahr, den Wunsch des Sterbenden gegen die Kosten von Intensivmedizin und hospizlicher Versorgung aufzuwiegen? Zündstoff bietet in dieser Situation die Diskussion um die Sterbehilfe: alte und kranke Menschen geraten zunehmend unter Druck, das Gesundheitssystem möglichst nicht zu belasten. Polen, eines der wenigen europäischen Länder, in denen auch die passive Sterbehilfe nicht erlaubt ist, ist hier sicherlich weniger gefährdet.

In Deutschland rückt die zunehmende Ökonomisierung und Standardisierung der Palliativarbeit als Problemfeld in den Blick, dies insbesondere in Bezug auf die große Anzahl der ehrenamtlich Tätigen. Gefürchtet wird eine Abwendung von der ursprünglichen Ausrichtung der Hospizarbeit, man wehrt sich dagegen Ehrenamtliche zu semiprofessionellen Hilfskräften machen zu wollen.

In Polen dagegen ist die Überzahl der Professionellen nicht zuletzt ein Resultat aus dem Fehlen von Freiwilligen. Hinsichtlich der Professionalisierung hat Deutschland im Vergleich zum Nachbarland Nachholbedarf, denn im Bereich der professionell Tätigen wird aktuell nur von der Einrichtungsleitung eine Palliative-Care-Qualifikation gefordert.

Ausgehend von der demographischen Entwicklung sind beide Länder aufgefordert, den flächendeckenden Ausbau der palliativen Versorgung voranzutreiben. Noch sind es sowohl in Polen wie auch in Deutschland unheilbar an Krebs Erkrankte, die die hospizliche Versorgung in Anspruch nehmen. Grundsätzlich sollte jedoch jeder Sterbende die Möglichkeit haben, sich für die Begleitung durch einen Hospizdienst entscheiden zu können.

Sowohl in Polen wie auch in Deutschland zeigt sich die Tendenz, ambulante Strukturen hospizlicher Versorgung zu stärken. Dies trägt dem Wunsch der meisten Menschen Rechnung, in der gewohnten Umgebung zu sterben und damit ihren letzten Tagen mehr Leben zu geben.

Literaturverzeichnis

Bundesarbeitsgemeinschaft Hospiz e.V., Hrsg. (2004): *Helfen am Ende des Lebens: Hospizarbeit und Palliative Care in Europa*, Schriftenreihe der Bundesarbeitsgemeinschaft Hospiz, Bd. VII. Hospizverlag, Wuppertal

Bundesarbeitsgemeinschaft Hospiz e.V., Hrsg. (2005*): Qualitätsanforderung zur Vorbereitung Ehrenamtlicher in der Hospizarbeit*, als pdf-download über http://www.dhpv.de/tl_files/public/Service/Broschueren/broschuere_qualitaetsanf orderung_ehrenamtliche.pdf

Candy, B., France, R., Low, J., Sampson L. (2014): *Does involving volunteers in the provision of palliative care make a difference to patient and family wellbeing? A systematic review of quantitative and qualitative evidence.* In: International. Journal of Nursing Studies 08/2014: 1-13, (→ über MEDLINE Datenbankrecherche)

Centeno, C., Clark, D., Lynch, T. et al (2007): *Facts and indications on palliative care development in 52 Countries of the WHO European region results of an EAPC task force*, In: Palliative Medicine 2007; 21: 463-471, (→ über CNIAHL Datenbankrecherche)

http://christoph-student.homepage.t-online.de *Homepage von Prof. Dr. Dr. Johann-Christoph Student*, diverse Zugriffe bis 13.09.2014

http://www.dhpv.de *Homepage des Deutschen Hospiz- und PalliativVerbandes* e.V., diverse Zugriffe bis 21.09.2014

www.duden.de, *Duden online*, zuletzt aufgerufen 17.09.2014

epp.eurostat.ec.europa.eu, *Datenbank des Auskunftsdienstes des statistischen Bundesamtes*, eingesehen am 21.09.2014

European Parliament, Policy Department Economic an Scientific Policy (2008): *Palliative Care in the European Union*, als pdf-download über http://www.europarl.europa.eu/RegData/etudes/etudes/join/2008/404899/IPOL-ENVI_ET%282008%29404899_EN.pdf

EAPC – European Association for Palliative Care (2013): *Atlas of Palliative Care in Europe 2013*, als pdf-download über http://www.eapcdevelopment-taskforce.eu/images/booksdocuments/AtlasEuropafulledition.pdf

Herbst-Damm, K.-L., Kulik, J. A. (2005) *Vonunteer Support. Marital Status, and the Survival Times of Terminally Ill Patients*, In: Health Psychology 2005, Vol. 24, No. 2: 225-229, (→ über MEDLINE Datenbankrecherche)

Jaspers B., Schindler, T. (2004): *Stand der Palliativmedizin und Hospizarbeit in Deutschland und im Vergleich zu ausgewählten Staaten - Gutachten im Auftrag der Enquete-Kommission, des Bundestages „Ethik und Recht der modernen Medizin"*, pdf-download über www.ethikrat.prg/themen/medizin-und-pflege/palliativmedizin

Łuczak, J. (1993) *Palliative/hospice care in Poland*, in: Palliative Medicine 1993, 7: 67-75, (→ über MEDLINE Datenbankrecherche)

Merten, M. (2004): *Gesundheitssysteme Osteuropas (Teil 1): Polen – Bedrückende Resignation*, in: Deutsches Ärzteblatt Jg. 101, Heft 47, als pdf-download über http://www.aerzteblatt.de/archiv/44367/Gesundheitssysteme-Osteuropas-%28Teil-1%29-Polen-Bedrueckende-Resignation

Müller, T. (2005): *Begleitetes Sterben als gesellschaftliches Phänomen - Der Sterbeprozess und moderne Sterbebegleitung - Aspekte ambulanter Hospizarbeit*, Tectum, Marburg

Student, J.-C., Napiwotzky, A. (2011): *Palliative Care. Wahrnehmen – verstehen – schützen*, Thieme Verlag, Stuttgart

World Health Organization (WHO) and Worldwide palliative care ambulance (WPCA) (2014): *Global Atlas of Palliative Care at the End of Life*, als pdf-download über http://www.who.int/nmh/Global_Atlas_of_Palliative_Care.pdf

Anhang

Beschreibung der Datenbankrecherche

Die Literaturrecherche für diese Arbeit wurde ausgehend vom Datenbankserver der Staats- und Universitätsbibliothek Bremen (SuUB Bremen) über http://www.suub.uni-bremen.de/fachinformationen/ durchgeführt. Auf der Suche nach einem europäischen Ländervergleich wurden zuerst die Fachinformationen aus dem Bereich Sozialwissenschaften/Soziologie angewählt. Eine Suche über WISO brachte nicht den gewünschten Erfolg, dies insbesondere, da die Eingabe diverser allgemeiner Schlagworte (z.B. „Hospizarbeit" AND „Vergleich") wiederholt mit dem Kommentar „Es wurden keine mit Ihrer Suchanfrage übereinstimmenden Dokumente gefunden" quittiert wurde oder wissenschaftlich nicht verwertbare Treffer angezeigt wurden.

Zufriedenstellende Resultate mit frei zugänglichen und wissenschaftlich verwertbaren Fachartikeln konnten schließlich über MEDLINE und CINAHL erzielt werden.

Der gewünschte Ländervergleich wurde über CINAHL gefunden. Nach Eingabe der Schlagworte unter Verwendung von Boolschen Operatoren "palliative care" AND "countries" OR "european" verwies die Datenbank an 5. Stelle der Resultatenliste mit insgesamt 61 Ergebnissen auf die Arbeit von **Centeno, C., Clark, D., Lynch, T. et al** (2007): *Facts and indications on palliative care development in 52 Countries of the WHO European region results of an EAPC task force*, In: Palliative Medicine 2007; 21: 463-471.

Dieser Fachartikel führte schließlich zur an der Universität Gießen durchgeführten Untersuchung von Reimer Gronemeyer et al (**Bundesarbeitsgemeinschaft Hospiz e.V.**, Hrsg. (2004): *Helfen am Ende des Lebens: Hospizarbeit und Palliative Care in Europa*, Schriftenreihe der Bundesarbeitsgemeinschaft Hospiz, Bd. VII. Hospizverlag, Wuppertal), die eine wesentliche Grundlage dieser Hausarbeit bildete.

Zur Spezifizierung des Themas wurden diverse weitere Suchanfragen gestellt. Studien zur Rolle der Ehrenamtlichen in der Hospizarbeit (Punkt 3.4 dieser Arbeit) wurden über die Datenbank MEDLINE (pubMed.gov) gefunden: Die Rechercheeingabe „palliative Care" AND „volunteers" führte zunächst zu 292 Resultaten. Mit Hilfe einer Besonderheit der MEDLINE-Datenbank, der Medical Subject Headings (MeSH)-Fachsystematik konnten weitere nicht relevante Artikel ausgeschlossen werden. Bereits an 3. Stelle der Ergebnisliste wurde eine gut verwertbare Überblicksstudie angezeigt (**Candy, B. et al** (2014): *Does involving volunteers in the provision of palliative care make a difference to patient and family wellbeing? A systematic review of quantitative and qualitative evidence*). Bei der Volltextsuche zu dieser Studie führte die Verfügbarkeitsprüfung in der SuUB Bremen (E-LIB) zum online-Archiv des „Journal of Nursing Studies". Hier konnte der gesuchte Fachartikel von Candy B. et al eingesehen werden.

BEI GRIN MACHT SICH IHR WISSEN BEZAHLT

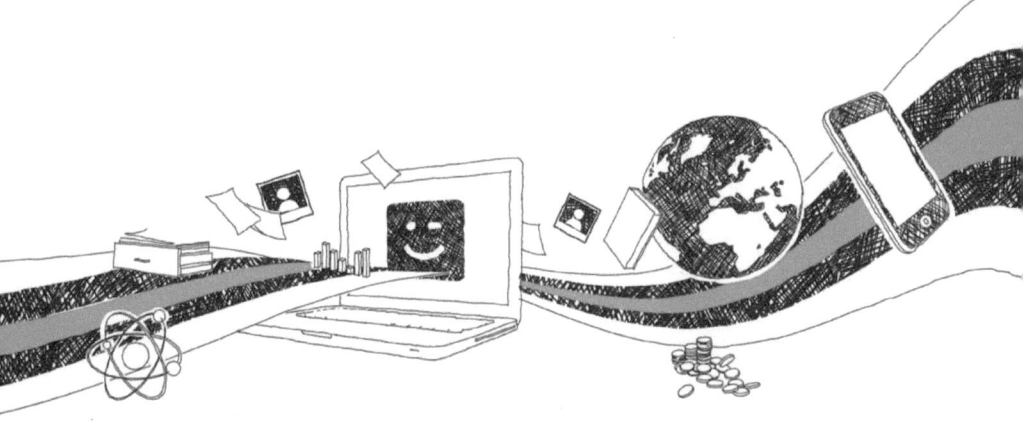

- Wir veröffentlichen Ihre Hausarbeit,
  Bachelor- und Masterarbeit

- Ihr eigenes eBook und Buch -
  weltweit in allen wichtigen Shops

- Verdienen Sie an jedem Verkauf

Jetzt bei www.GRIN.com hochladen
und kostenlos publizieren

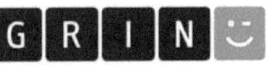